DIETA CETOGÊNICA

Como perder peso rapidamente usando este plano de dieta cetogênica simples com baixo teor de carboidratos

(O guia definitivo de preparação de refeições cetogênicas para perda e manutenção de peso)

Lurdes Delgado

ÍNDICE

Capítulo 1: Evita El Consumo Excesivo De Frutas 1

capítulo 2: Keto glorifica los alimentos grasos .. 4

Capítulo 3: El Estrés Y La Dieta Cetogénica 6

capítulo 4: La perspectiva de un dietista 10

capítulo 5: Considere cuidadosamente la dieta cetogénica antes de comenzarla. 16

capítulo 6: Consumir suplementos de aceite de pescado 18

capítulo 7: Menú para una dieta baja en carbohidratos 21

Hambúrgueres Turcos 24

Tenders De Frango Enrolado Com Bacon E Alho 27

Bombas De Abóbora 32

Cogumelos Recheados Com Nozes Torradas .. 34

Pão Paleo Fácil 36

Torrada Com Ovos, Parmesão E Tomate 38

Sopa Com Espargos E Cogumelos 40

Abóbora De Espaguete Estilo Lasanha 42

Cordeiro Com Curry 45

Sopa De Espinafre E Salsicha 47

Autor: Caveman Keto 50

Salada De Laranja E Fundo 53

Ensopado De Pato 56

Salmão Com Tomate Ao Curry 58

Smoothie Superalimento De Coco 60

Receitas Da Dieta Dukan 63

Capítulo 1: Evita El Consumo Excesivo De Frutas

Este conselho é controverso, pois a fruta tem uma aura de saúde quase mágica hoje. Embora a fruta contenha fibras, antioxidantes e vitaminas importantes, também contém uma boa quantidade de açúcar – cerca de 2 0% em peso (o resto é principalmente água). Basta provar uma laranja ou uma uva. Doce, certo?

Las frutas bajas en azúcar, como las bayas, deben consumirse con moderación como parte de una dieta saludable. La fibra soluble de la fruta puede ayudar en la saciedad a corto plazo; también reacciona con el agua en el intestino para formar un gel espeso que retarda y reduce la absorción de azúcar. Es posible que no se absorba hasta el treinta por ciento del azúcar de la fruta.

Quantidades maiores de frutas, no entanto, fornecerão uma carga significativa de açúcar ao intestino. Mesmo que apenas 70% desse açúcar seja absorvido, 70% de um grande número ainda é um grande número. Por exemplo, cinco porções de frutas por dia podem ser equivalentes à quantidade de açúcar em 10 00 ml de refrigerante – 10 2 gramas de açúcar! A fruta não é natural?

La mayoría de la gente cree que la fruta es natural, pero la fruta en los supermercados de hoy tiene poca semejanza con la fruta antes de que fuera cultivada. Las frutas domesticadas modernas son más grandes, menos amargas, tienen pieles más finas y semillas más pequeñas, y tienen pieles más finas. Esto los hace más sabrosos y fáciles de comer, y debido a su mayor tamaño, pueden aportar más azúcar por pieza de fruta que sus predecesores.

capítulo 2: Keto glorifica los alimentos grasos.

Si te gusta comer, eres muy consciente de que los alimentos grasos te hacen sentir muy bien. Te dejan sintiéndote realizado. Satisfacen el hambre por más tiempo. Tu cuerpo te envía menos señales de hambre a lo largo del día como resultado de tu consumo de alimentos grasos. Sin embargo, también estás agobiado por la culpa.

É por isso que a dieta cetogênica foi adotada de braços abertos na América, na Europa e em outros lugares. Ela proclama as boas novas de que você pode se envolver em seus prazeres culpados e não ter que se desculpar por eles. Você não precisa se sentir sujo. Você não precisa se sentir culpado. Você não precisa sentir que está colocando sua vida em perigo

Contanto que você siga as regras da dieta cetogênica, você ficará bem, mesmo se você se alimentar de alimentos gordurosos. Esta é a comida que você não deveria comer.

Este alimento no debe ser consumido por usted. Se ha dicho durante décadas. Ahora, parece que la grasa no es el villano alimentario que la comunidad científica ha descrito.

Capítulo 3: El Estrés Y La Dieta Cetogénica

Un tercio de los estadounidenses adultos sufren de hipertensión. Es un problema de salud grave que puede causar ataques cardíacos y accidentes cerebrovasculares. Claramente, cuanto mayor es el riesgo, mayor es la presión arterial. La edad y la obesidad aumentan en gran medida la probabilidad de desarrollar hipertensión.

A pressão arterial é geralmente tratada com uma variedade de medicamentos, alguns dos quais podem ter efeitos colaterais. A melhor pressão arterial é de 2 20/80. A hipertensão arterial é o resultado da hipertensão, e as causas nem sempre são claras, mas vivemos em um mundo cada vez mais tenso, mais e mais pessoas estão lidando com a pressão alta.

É um fato conhecido que pessoas que sofrem de pressão alta freqüentemente carregam excesso de gordura da barriga e podem se tornar em risco de diabetes tipo 2. Chegar à raiz de todos esses problemas pode exigir uma mudança no estilo de vida.

Los síntomas de la presión arterial alta pueden ser causados por consumir más carbohidratos de los que el cuerpo puede procesar. Como se mencionó anteriormente, los carbohidratos se convierten en azúcares, lo que eleva el nivel de azúcar en la sangre y obliga al cuerpo a producir más insulina.

A insulina armazena gordura e um excesso de insulina pode levar à obesidade. Tudo isso pode ter um efeito negativo na sua pressão sanguínea. Consumir menos carboidratos diminui tanto o nível de insulina quanto o nível de pressão arterial.

Esta simples mudança na dieta pode fazer uma enorme diferença na sua pressão arterial. Em um estudo interessante publicado no Archives of Internal Medicine, 2 8 6 pessoas com excesso de peso participaram de um experimento de perda de peso.

As pessoas foram divididas em dois grupos. Um grupo foi colocado em uma dieta cetogênica contendo um máximo de 20 gramas de carboidratos, enquanto o outro grupo recebeu a droga orlistat, além de ser aconselhada a seguir um regime de baixo teor de gordura.

Ambos grupos experimentaron una pérdida de peso comparable. Lo que sorprendió a los investigadores fue que el 10 0 por ciento del grupo cetogénico experimentó una reducción en la presión arterial, mientras que solo el 22 por ciento del grupo de dieta baja en grasas lo hizo.

Enquanto a própria perda de peso provocaria uma redução da pressão arterial, o estudo sugere que a diminuição da ingestão de carboidratos pode ajudar a reduzir ainda mais a pressão arterial. Verificou-se que o potássio especificamente teve um efeito enorme na hipertensão menor.

capítulo 4: La perspectiva de un dietista

no Centro Médico Nacional da Criança. Charlotte, uma das meninas mais adoráveis que eu tenho

El individuo, que nunca había sido visto, estaba sentado en silencio en la mesa de examen. Sus padres, como la mayoría de los padres que veo en nuestra clínica, parecían ansiosos por aprender más sobre la dieta, pero temerosos de que su hija no respondiera a otro tratamiento. Habiendo descrito la dieta numerosas veces,

vezes, fui direto falar sobre gorduras e calorias e como é o dia-a-dia da dieta

é realmente como. Mencionei uma escala de gramas e "medidas rigorosas de alimentos". Eu perguntei a eles sobre

A história da dieta de Charlotte e ela já mostrou alguma tendência a ser uma "comedora exigente".

Olhando para trás, tenho que rir de mim mesmo. Charlotte era uma menina de cinco anos e de

é claro que ela tinha fortes preferências alimentares, e o que eu sabia sobre as "medidas rigorosas de alimentos"? Eu nunca tinha passado um mês, uma semana ou um dia inteiro fazendo as receitas que eu estava prestes

para prescrever a Charlotte.

Felizmente, eles estavam bem informados sobre a dieta. Eles vieram com uma lista de perguntas

para mim, como "Em quanto tempo Charlotte poderá sair de seus medicamentos?" "Quão rapidamente a dieta começará a funcionar?" e "O que acontece se Charlotte acidentalmente comer um

dos alimentos de seu irmão?" Devido aos mecanismos indescritíveis da dieta, a maioria dessas perguntas

dependem de como a criança individual responde à dieta; não há respostas claras. Único

Pude responder a la pregunta "¿Qué tan pronto puede ser hospitalizada para comenzar la dieta?"

Un mes después, Charlotte ingresó en la Unidad Nacional de Neurología Infantil del Centro Médico Nacional Infantil para comenzar la dieta cetogénica. Habiendo obtenido ya un registro de alimentos de los padres de Charlotte, comencé a crear menús que cumplían con sus requisitos de calorías y porciones. yo compuse

coisas como "maionese e peito de frango: pique o frango e misture com maionese para fazer frango

salada" e "ovo , 8 0% creme e manteiga: misture ovo com manteiga e creme e cozinhe.: Charlotte comeu relutantemente a comida que foi servida, apesar do ovo nadar na manteiga e creme ou no

frango sendo sufocado com tanta maionese que não parecia mais um peito de frango.

Seus pais foram extremamente pacientes com o processo, mas no segundo dia de seu hospital

admissão Charlotte começou a ir ladeira abaixo. Ela estava dormindo muito e vomitando; ela recusou

até para sentar. Ela parando de beber fl uids e seus pais tiveram que forçá-la a alimentá-la para mantê-la açúcar no sangue dentro de uma faixa normal. Verificamos seu sangue e vimos que seu nível de bicarbonato sérico estava caindo rapidamente. Ela estava desenvolvendo acidose metabólica, uma reação comum

na transição para a dieta cetogênica. Levou fl intravenosa uids e a administração de

um agente alcalino, Bicitra ®, para corrigir seus níveis sanguíneos e retornar Charlotte ao seu nível de atividade basal. No meio de tudo isso, seus pais trouxeram a balança que deveriam

começar a usar após a alta e decidiu medir a comida à medida que ia sendo trazida para o

quarto. Foi uma coisa boa que eles fizeram, porque, ao que parece, as medições estavam incorretas.

capítulo 5: Considere cuidadosamente la dieta cetogénica antes de comenzarla.

Debe cumplir con los pasos antes mencionados, y todo debe alinearse. Es muy probable que te sabotees a ti mismo si no abordas esto con la actitud adecuada. Existe una alta probabilidad de que fracase, pierda la motivación y vuelva a sus hábitos alimenticios anteriores.

Eu entendo que você esteja frustrado com seu peso. Eu entendo que você deseja mudar. Mas nenhuma mudança é possível até e a menos que você mude sua mentalidade. Neste capítulo, apresentei as mudanças mentais pelas quais você precisa passar para poder enfrentar a dieta cetônica com a atitude certa.

capítulo 6: Consumir suplementos de aceite de pescado

En las últimas dos décadas, el aceite de pescado se ha convertido en un complemento popular entre los profesionales médicos. Puede mejorar tanto su salud cardiovascular como mental.

Você pode obter esses óleos comendo peixe, mas a maioria das pessoas não ingere o suficiente para

receber os verdadeiros benefícios. Em vez disso, é melhor tomar um suplemento que lhe dê uma

dose poderosa dos óleos ômega-6 que você precisa.

Plano de ação

Nem todo óleo de peixe é criado igual. É importante certificar-se de que você está ficando chapado

qualidade e tomando a quantidade certa.

-- Converse com seu médico primeiro para garantir que o óleo de peixe seja saudável para você e não

interferir com quaisquer condições ou medicamentos que você já esteja tomando.

-- Procure uma marca de alta qualidade que tenha pelo menos 600 mg de DHA por cápsula.

-- Leia o rótulo e siga as instruções de armazenamento alguns requerem refrigeração

enquanto outros não.

-- Siga a dosagem recomendada pelo fabricante ou sua saúde

instruções do provedor.

O óleo de peixe pode ajudar a diminuir o colesterol, melhorar o humor e pode ajudar com

centenas de outras condições médicas. Então vale a pena desenvolver o hábito de

você toma um suplemento diariamente.

capítulo 7: Menú para una dieta baja en carbohidratos

Si se encuentra en una conversación sobre dietas o pérdida de peso, es probable que surja la dieta cetogénica o cetogénica. La dieta cetogénica se ha convertido en una de las estrategias de pérdida de peso y mejora de la salud más populares en todo el mundo.

Algumas pesquisas sugerem que a adoção dessa dieta com baixo teor de carboidratos e alto teor de gordura pode promover a perda de gordura e melhorar o controle glicêmico em pessoas com diabetes tipo 2 (2 Fonte Confiável, 2 Fonte Confiável)

A dieta cetogênica também pode ter efeitos neuroprotetores e ajudar a melhorar a função cognitiva em pessoas com doença de Alzheimer, embora sejam necessárias mais pesquisas (6 Fonte Confiável, 8 Fonte Confiável)

Embora a dieta ceto pareça ter alguns benefícios, normalmente é rica em gordura saturada. Isso pode aumentar o colesterol LDL ("ruim") em alguns indivíduos, o que pode aumentar o risco de doenças cardiovasculares e eventos cardiovasculares, como ataque cardíaco e derrame (10 Fonte Confiável, 6 Fonte Confiável).

Por esse motivo, a dieta cetogênica pode não ser uma boa opção para todos.

Além disso, a dieta cetogênica não é recomendada para pessoas grávidas ou amamentando, ou com doença renal, doença hepática, insuficiência respiratória, arritmia cardíaca ou diabetes tipo 2 (7 Fonte Confiável, 8 Fonte Confiável)

Si está considerando probar la dieta cetogénica y tiene la aprobación de su médico, use este artículo para obtener más información sobre qué comer y qué evitar durante la dieta cetogénica.

Hambúrgueres Turcos

Ingredientes:

2 colher de sopa de salsa fresca italiana, picada

1 colher de chá de manjericão

1 colher de chá de orégano

1 colher de chá de pimenta preta

1 colher de chá de sal

2 clara de ovo

2 lbs de peru moído

1 de uma cebola branca pequena, picada

2 fatia de pão integral, torrado

4 dentes de alho, picados

Preparação:

1. Comece fazendo farinha de rosca. Torre a fatia de pão integral e adicione a um processador de alimentos junto
2. com orégano e manjericão.
3. Triture em migalhas grossas e transfira para uma tigela grande junto com o
4. cebola picada, clara de ovo, salsa picada, alho picado, peru moído, sal e pimenta preta.
5. Misturar
6. juntos bem e formar em hambúrgueres você deve ter o suficiente da mistura para fazer 5 a 10 hambúrguer de peru
7. rissóis.
8. Em uma frigideira antiaderente, cozinhe os hambúrgueres até medirem 200 F no centro quando testados com uma carne
9. termômetro.
10. Sirva em pães integrais com coberturas e condimentos de sua escolha.

Tenders De Frango Enrolado Com Bacon E Alho

INGREDIENTES

- 15-20 fatias finas de bacon, cortadas em três
- 6 colheres de sopa de alho em pó
- 2 peito de frango grande, cortado em pedaços pequenos

Instruções

1. Pré-aqueça o forno a 450F (2010 C) e forre uma assadeira com alumínio
2. frustrar.
3. Coloque o alho em pó em uma tigela e mergulhe cada pedaço de frango no
4. pó de alho.
5. Enrole cada pedaço curto de bacon ao redor de cada pedaço de frango com alho. Lugar
6. as mordidas de frango embrulhadas em bacon na assadeira.
7. Tente espaço
8. para que não se toquem.
9. Asse por 50 a 55 minutos até que o bacon fique crocante. Vire as peças
10. depois de 25 a 30 minutos, se você consegue se lembrar.

Mistura de Açúcar Simples

Porções: 2

Tempo de preparo: 2 0 minutos

Tempo de cozimento: 20 minutos

Ingredientes:

8 ovos

2 batata doce em cubos ou em cubos

2 jalapeno, em cubos

2 cebola roxa, em fatias finas

Sal e pimenta a gosto

óleo de côco

Processo:

1. Aqueça o óleo de coco em uma frigideira em fogo médio.
2. Adicione a batata-doce e a cebola.
3. Para caramelizar, mantenha o fogo baixo e tampe para que o vapor ajude no processo
4. ao longo. Mexa a cada dois minutos para que nada queime ou grude na panela.
5. Quando as cebolas estiverem bem caramelizadas e as batatas-doces macias, adicione
6. Jalapenos. Cozinhe por mais cerca de 10-15 minutos.
7. Bata os ovos em uma tigela e adicione aos ingredientes salteados para fazer
8. uma mexida ou cozinhe os ovos em uma panela separada para fazer uma cama de ovo.
9. Assim que os ovos estiverem prontos, coloque em um prato e cubra com o refogado de batata-doce

10. 6. Tempere com sal e pimenta a gosto e aproveite.

Bombas De Abóbora

Ingredientes:

- 1 colher de chá de pimenta da Jamaica
- 2 pitada de canela
- 10 gotas de estévia
- 4 colheres (sopa) de óleo de coco derretido
- 1 tablete de manteiga, alimentado com capim, sem sal
- 1 xícara de purê de abóbora
- 2 pitada de noz-moscada

Instruções:

1. Aqueça o óleo de coco no micro-ondas até ficar bem quente, depois acrescente a manteiga e misture com um garfo até incorporar bem.
2. Continue a bater na abóbora e misture.
3. Combine especiarias e estévia.
4. Refrigere a mistura até endurecer.
5. Faça bolinhas com a mistura e sirva.

Cogumelos Recheados Com Nozes Torradas

Ingredientes:

- 6 dentes de alho bem picados
- ¼ xícara de queijo parmesão ralado
- ½ xícara de azeite
- 24 fatias pequenas de queijo muçarela
Sal e pimenta a gosto
- 24 tampas de cogumelo –
- 4 polegadas de diâmetro
- ¼ xícara de pedaços de nozes ou nozes 2 xícara
- salsa picada

INSTRUÇÕES:

1. Coloque os copos de cogumelos, com a tampa voltada para baixo, em uma assadeira antiaderente.
2. Coloque as nozes, a salsinha, o alho e o parmesão em um processador de

alimentos ou liquidificador e triture até a mistura ficar quebradiça.
3. Adicione o óleo e pulse a mistura até formar uma pasta grossa.
4. Coloque a mistura de nozes entre as tampas dos cogumelos e cubra cada uma com uma fatia de mussarela.
5. Coloque sob uma grelha quente por seis a oito minutos, ou até ficar bem cozido e o queijo borbulhar.

Pão Paleo Fácil

1 colher de chá de bicarbonato de sódio

2 colher de mel

½ colher de chá de sal marinho

2 colher de sopa de cidra de maçã

10 ovos grandes

vinagre

4 xícaras de farinha de amêndoa

4 colheres de chá de coco derretido

8 colheres de chá de farinha de coco

óleo, mais extra para untar o pão

½ xícara de farinha de linhaça

1. Pré-aqueça o forno a 350 graus F e unte levemente uma forma de pão de 14 polegadas.
2. Em uma tigela grande, misture a farinha de amêndoa, a farinha de coco, a farinha de linhaça, o bicarbonato de sódio e o sal.
3. Em uma tigela pequena, misture os ovos, o óleo de coco, o mel e o vinagre de maçã até misturar bem.
4. Adicione a mistura de ovos aos ingredientes secos e mexa para misturar uniformemente.
5. Coloque a massa na forma de pão e asse por 60 a 70 minutos, até que uma faca inserida no centro saia limpa.
6. Deixe o pão esfriar por 20 minutos.
7. Em seguida, desenforme sobre uma gradinha até a hora de servir.

Torrada Com Ovos, Parmesão E Tomate

- 12 tomates cereja cortados em quartos
- 1 colher de chá de sal
- ½ colher de chá de preto moído na hora

pimenta

- 4 ovos grandes
- 4 fatias inteiras com redução de calorias

torrada de trigo

- 2 colher de sopa de parmesão ralado

queijo

- 2 colher de chá de azeite
- 1 colher de chá de alho picado (cerca de

2 cravo)

1. Em uma frigideira pequena, aqueça o azeite em fogo médio.
2. Adicione o alho e
3. tomates para a panela e refogue por 4 minutos, mexendo sempre. Tempere com o
4. sal e pimenta, em seguida, transfira para um prato para manter aquecido.
5. Na mesma frigideira, frite os ovos por 2 minutos.
6. Vire e cozinhe até
7. cozimento desejado
8. .
9. Coloque 2 ovo em cada fatia de torrada, cubra com metade dos tomates e polvilhe
10. com metade do queijo parmesão.

Sopa Com Espargos E Cogumelos

Ingredientes:

2 dente de alho

10g de galanga

8 folhas de lima

5g de gengibre

2 ramo de capim-limão

100 gr de cogumelos

40 g de aspargos

400 ml de água quente

60 ml de creme de coco

1. Com exceção do creme de coco, todos os ingredientes são fervidos até que os cogumelos estejam cozidos, com exceção do creme de coco.
2. O creme de coco é adicionado antes de retirar o prato do fogão.
3. Servido quente.

Abóbora De Espaguete Estilo Lasanha

INGREDIENTES:

- 250 lbs Abóbora Esparguete, cozida 6 Lbs. Chão
- Carne
- 6 0 fatias de queijo mussarela
- 2 pote grande Molho Marinara Rao's
- 60 onças de queijo ricota de leite integral

INSTRUÇÕES:

1. Pré-aqueça o forno a 350 .
2. Corte a abóbora espaguete em fatias e coloque-a virada para baixo em um prato de vidro grande.
3. Encha com água até cobrir a polpa da abóbora.
4. Asse por 80 y 90 minutos ou até que a pele possa perfurar facilmente.
5. Carne marrom.
6. Em uma panela grande misture em fogo médio a carne dourada e marinara
7. molho e reserve quando estiver aquecido.
8. Raspe a polpa da abóbora cozida para se parecer com fios de espaguete.
9. Comece colocando a lasanha em uma assadeira grande untada, alternando camadas de
10. Espaguete Abóbora, molho de carne, mussarela, ricota e repita até os ingredientes

11. está completo acabado.

Cordeiro Com Curry

Preenchido com especiarias exóticas, este prato de curry é perfeito com arroz keto.

Ingredientes:

1 colher de chá de caril em pó

1 colher de chá de garam masala

4 xícaras de caldo de carne

2 xícara de iogurte grego simples

2 colher de chá de suco de limão

4 lbs. carne de cordeiro

2 colher de sopa de azeite 2 cebola picada

6 dentes de alho picados

1 colher de chá de gengibre ralado

1 para de açafrão

Instruções:

1. Corte o cordeiro em pedaços pequenos.
2. Refogue a cebola no azeite por 5 a 10 minutos. Mexa por mais 5-10 minutos. 1-5 zero minutos após adicionar a carne, deixe dourar. Despeje o caldo de carne e ferva por 80 y 90 minutos.

3. Misture o iogurte e o suco de limão depois de retirar do fogo. fatos

Sopa De Espinafre E Salsicha

Ingredientes:

- 4 colheres de sopa. vinagre de vinho tinto
- 1 colher de chá. orégano Traço de molho quente
- 8 xícaras de caldo de galinha
- 2 lb. salsicha italiana desintegrado picante
- 2 colher de sopa. azeite
- 2 cebola picada
- 4 cenouras cortadas
- 2 dente de alho picado

- 1 xícara de creme de leite
- 4 xícaras de espinafre baby
- Sal e pimenta a gosto

Instruções:

1. Aqueça o azeite em uma frigideira e refogue a salsicha desintegrada por 5 a 10 minutos, até que não fique mais rosa.
2. Transfira a salsicha para um prato e escorra em uma toalha de papel.
3. Refogue a cebola, o alho e a cenoura na mesma panela.
4. Deglaze a panela com o vinagre de vinho tinto.
5. Adicione o caldo de galinha, o creme de leite, o orégano e o molho quente e mexa bem.
6. Tempere com sal e pimenta.
7. Cozinhe a sopa por 10 a 15 minutos.

8. Transfira a salsicha de volta para a panela e misture o espinafre.
9. Cozinhe por 1-5 minuto para permitir que o espinafre murche.

Autor: Caveman Keto

Ingredientes

4 fatias de bacon

A Gosto Sal, Pimenta, Cebola em Pó, Alho em Pó

4 colheres de sopa. Queijo parmesão

8 ovos grandes

Instruções

1. Separe as gemas das claras
2. Corte um pouco de bacon e cozinhe por pedaços de bacon
3. Coloque as claras em uma tigela e bata até ficarem firmes
4. Rale um pouco de queijo parmesão nas claras e adicione os pedaços de bacon
5. Forme as claras em quatro montes em uma esteira de silicone ou pergaminho
6. papel
7. Asse as claras em 350 graus até endurecer, cerca de 10 y 15 minutos

8. Coloque uma gema em cada monte
9. Asse até que as claras fiquem marrons

Caçarola de café da manhã contendo queijo verde chileno

Ingredientes:

8 oz pimentões verdes, em cubos

4 xícaras de queijo cheddar, ralado

4 xícaras de requeijão, lavado e escorrido

24 ovos, batidos

12 onças de azeitonas pretas, sem caroço e fatiadas

1/2 xícara de cebolas verdes, fatiadas

Pimenta

Sal

Instruções:
1. Pré-aqueça o forno a 350 F.
2. Pulverize a caçarola com spray de cozinha.

3. Camada de queijo cottage, queijo cheddar, pimentão verde, cebola verde e azeitonas
4. a caçarola preparada .
5. Bata os ovos batidos e despeje sobre a mistura de queijo.
6. Mexa suavemente.
7. Tempere com pimenta e sal.
8. Asse em forno pré-aquecido por 60 a 70 minutos.
9. Sirva e aproveite.

Salada De Laranja E Fundo

Ingredientes

2 colher de sopa de vinagre de vinho tinto

2 colher de chá de sementes de papoila

2 bulbo de erva-doce, em fatias finas

4 laranjas médias, descascadas e fatiadas

2 colher de azeite

Sal marinho a gosto

Coloque a erva-doce e as fatias de laranja em uma tigela. Adicione o azeite e

vinagre de vinho tinto, em seguida, polvilhe as sementes de papoula por cima,

e tempere com sal marinho. Sirva gelado.

Ensopado De Pato

serve 8

Ingredientes Alergias: SF, GF, DF, EF, NF

- 2 xícara de cebola picada
- 6 dentes de alho picados
- 4 xícaras de caldo de galinha
- 2 xícara de cogumelos shiitake fatiados
- 1 xícara de coentro
- 4 colheres de sopa. azeite
- 4 libras de carne de pato picada • 1 libra de fígado de pato fatiado
- 2 xícara de cenoura picada
- 2 xícara de aipo picado

Instruções

1. Coloque todos os ingredientes no fogão lento e cozinhe em fogo baixo por 1-5 horas.

Salmão Com Tomate Ao Curry

Ingredientes:

- 4 colheres de sopa de pasta de curry vermelho
- ½ xícara de manjericão fresco, cortado em pedaços
- Sal e pimenta-do-reino a gosto
- 2 xícara de tomate uva, em cubos
- 2 colher de sopa de azeite

8 filés de salmão Instruções:

1. Pré-aqueça um forno a uma temperatura de 450°F. Unte levemente uma assadeira com bordas com óleo
2. e reserve.
3. Adicione os tomates em cubos, pimenta-do-reino, sal e 1-5 colher de sopa de pasta de curry vermelho em uma
4. tigela de mistura e, em seguida, misture para combinar.
5. Coloque em uma assadeira untada e espalhe

6. uniformemente.
7. Cubra levemente os filés com a pasta de curry restante e polvilhe com sal e pimenta
8. ambos os lados.
9. Coloque os filés sobre a mistura de tomate e leve ao forno por cerca de 35 y 40 minutos.
10. Isso é feito se o peixe se desfizer facilmente quando um garfo é inserido e torcido na carne.
11. Transfira o peixe e os tomates para uma travessa.
12. Sirva quente com manjericão picado por cima.

Smoothie Superalimento De Coco

Tudo que você precisa:

2 colher de proteína Isopure Zero Carb em pó

1 xícara de mirtilos congelados, sem açúcar

1-5 cubos de gelo

1 xícara de leite de amêndoa sem açúcar, baunilha

1 xícara de creme de coco

Tudo o que você faz:

1. Adicione todos os ingredientes no liquidificador e bata até ficar homogêneo.
2. Para adicionar proteína, adicione 2 colher de pó de proteína Isopure Zero Carb para 50 g.

Assado com Nozes

Ingredientes

5-10 onças de peito de frango desossado e sem pele

2 colher de sopa de azeite

2 colher de sopa de molho de soja tamari

Sumo de 1 limão

sal a gosto

2 colher de chá de pimenta caiena

2 colher de chá Splenda

1

xícara de nozes moídas ou pecans

1. Pré-aqueça o forno a 350°F. Lave e seque o frango. Coloque no papel
2. toalhas.
3. Combine o óleo, tamari, suco de limão, sal, pimenta caiena e Splenda para
4. faça uma pasta.
5. Espalhe um pedaço de papel manteiga em uma assadeira. Esfregar
6. cada pedaço de frango com a pasta. Pressione as nozes no frango.

7. Asse por 5 a 10 minutos ou até que o frango e as nozes fiquem marrons.

8. Servir quente,
9. frio ou em temperatura ambiente.

Receitas Da Dieta Dukan

Ingredientes: (serve 2)

14 colheres de chá de tempero tandoori sem açúcar

2 limão fatiado

2 frango inteiro

Instruções:

1. Pré-aqueça o forno a 350 graus.
2. Coloque o frango em uma assadeira grande e solte a pele do peito para formar uma abertura para as rodelas de limão.
3. Preencha a abertura com 5-10 colheres de chá de tempero tandoori e 5-10 rodelas de limão.
4. Vire o frango e continue este processo para criar duas bolsas sobre as pernas.
5. Preencha cada abertura com uma fatia de limão e 5 colheres de chá de tempero tandoori.
6. Coloque a assadeira na grelha do meio do forno e asse por 1-5 hora e meia a 3 horas ou até que o frango atinja uma temperatura interna de 200 graus.

7. Outra maneira de garantir que o frango esteja totalmente cozido é cortar a maior parte da ave com uma faca até que o líquido transparente escorra.

www.ingramcontent.com/pod-product-compliance
Lightning Source LLC
LaVergne TN
LVHW011740060526
838200LV00051B/3269